BEI GRIN MACHT SICH IHR WISSEN BEZAHLT

AF141661

- Wir veröffentlichen Ihre Hausarbeit,
  Bachelor- und Masterarbeit

- Ihr eigenes eBook und Buch -
  weltweit in allen wichtigen Shops

- Verdienen Sie an jedem Verkauf

Jetzt bei www.GRIN.com hochladen und kostenlos publizieren

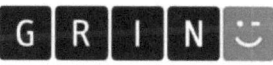

Gesundheit durch Akupressur für Büroangestellte. Ausführung der Massagen für Nackenschmerzen, trockene Augen und Rückenschmerzen

Frank Steffen
Jianxiong Steffen-Li

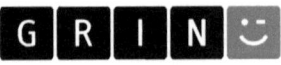

Bibliografische Information der Deutschen Nationalbibliothek:

Die Deutsche Nationalbibliothek verzeichnet diese Publikation in der Deutschen Nationalbibliografie; detaillierte bibliografische Daten sind im Internet über http://dnb.d-nb.de abrufbar.

ISBN: 9783346394873
Dieses Buch ist auch als E-Book erhältlich.

Druck und Bindung: Books on Demand GmbH, Norderstedt Germany
Gedruckt auf säurefreiem Papier aus verantwortungsvollen Quellen

Das vorliegende Werk wurde sorgfältig erarbeitet. Dennoch übernehmen Autoren und Verlag für die Richtigkeit von Angaben, Hinweisen, Links und Ratschlägen sowie eventuelle Druckfehler keine Haftung.

Das Buch bei GRIN: https://www.grin.com/document/1022321

Gesundheit durch Akupressur für Büroangestellte

Inhaltsverzeichnis

Inhaltsverzeichnis

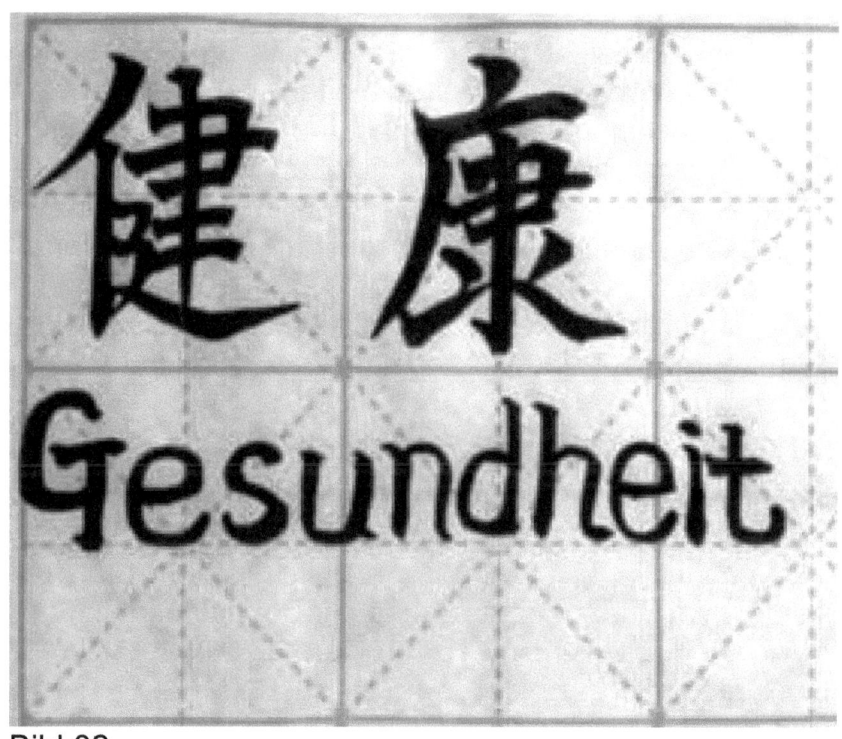

Bild 02

1. Vorwort

Da ich so gut wie jeden Tag lange Zeit sitze oder stehe und bei der Arbeit lange auf den Monitor sehe, können u. a. Nacken und Schulterschmerzen, trockene Augen und Schwindel entstehen. Auch der Rücken kann zu Problemen führen. Dies ist das typische "Berufskrankheit" -Symptom. In dieser Hinsicht habe ich mich auf die Prävention und Kontrolle von Berufskrankheiten konzentriert. Gute Arbeitsgewohnheiten bei unserer täglichen Arbeit sind hierbei eine Voraussetzung. Die Zervikale Spondylose und Lendenwirbelsäulenkondition spielen eine Rolle. Die zervikale und lumbale Muskulatur neigt aufgrund von falscher Sitzhaltung zu einer Ermüdung. Daher wird empfohlen, dass die Zielgruppe Vorkehrungen trifft, um das Auftreten von Berufskrankheiten zu verhindern.

1.1. Allgemeine Hinweise

Es kann dabei mit Massagestäbchen eine Behandlung stattfinden. Die benötigte Zeit hierfür hält sich in Grenzen.
Durch die TCM (Traditionelle chinesische Medizin) kann selbst, im Büro oder zu Hause die Behandlung stattfinden.
Wichtig hierbei sind die nachfolgend genannten Akupressur - Punkte, die gezielt zu stimulieren sind. Hierbei ist darauf zu achten, dass nicht zu viel Druck aufgebracht wird.
Ein stückweises Herantasten an den richtigen Druck, der aufgebracht werden soll, stellt sich nach etwas Übung ein.
Wichtig ist hierbei auf den Körper zu hören.
Bei Schmerzen sollte unbedingt ein Fachmann dazu gezogen werden. Manche Akupressur Punkte sind für die Schwangerschaft nicht gesund, deswegen sollen diese in diesen Fall NICHT angewendet werden.

1.1.1. Weitere Informationen

Die Akupressur hilft uns zwar bei der Lösung der körperlichen Beschwerden, dabei können aber einige Akupressur-Punkte möglicherweise nicht für die körperliche Verfassung der jeweiligen Person geeignet sein. Bitte lesen sie vor der Massage sorgfältig die Beschreibung durch, insbesondere, wenn zwei Akupressur-Punkte vorhanden sind, die nicht für Bluthochdruck oder schwangere Frauen geeignet sind.

1.1.2. Ausführung der Massage

Linke Handinnenseite mit der Darstellung der Punkte womit die Massage ausgeführt werden kann.

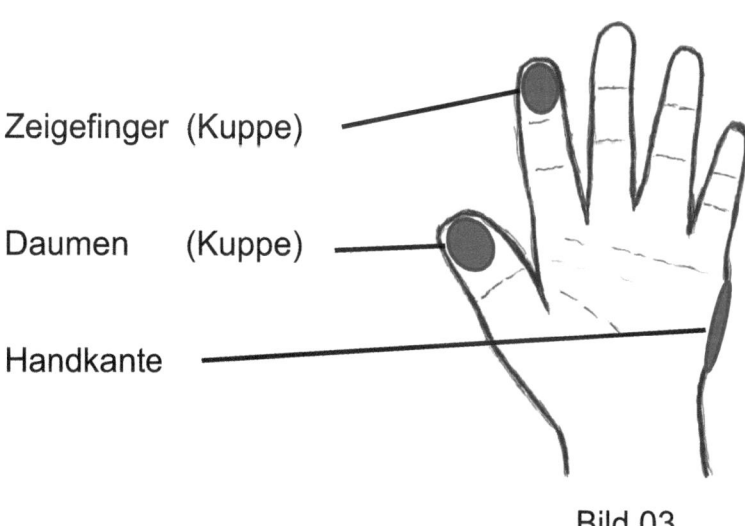

Zeigefinger (Kuppe)

Daumen (Kuppe)

Handkante

Bild 03

1.2.   Einführung

Diese Methode eignet sich für die tägliche medizinische Versorgung. Wenn der Akupressur-Punkt in einem Schritt nicht genau erreicht werden kann, ist es möglich, diesen Teil des Bereichs zu massieren.

1.3.   Ziel der Ausarbeitung

Durch die Akupressur-Massage zur Gesundheitsvorsorge können diese nach der Arbeit selbst massiert werden. Somit kann die eigene Gesundheit gefördert bzw. verbessert werden.

2. Nackenschmerzen

2.1. GB 20 Feng chi xue

Zwischen den zwei großen Rippenaußenkanten des Hinterkopf Knochens, findet man das Konkave Nest. Man sollte mit den Zeigefingern auf diese Punkte kreisförmig ca. 30 Sekunden drücken und minimal bewegen. Dann kann man fühlen, wie der Bereich etwas anschwillt.

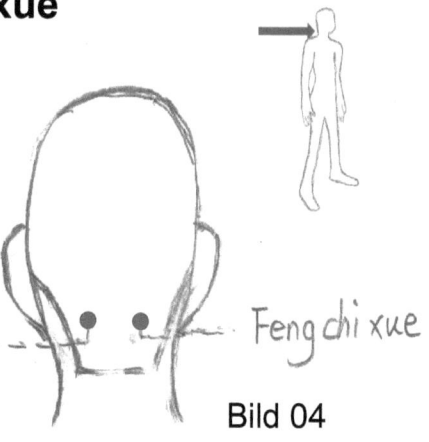

Feng chi xue

Bild 04

Wenn man Kopfschmerzen, Schlafstörung, Nasenentzündung, Halsproblem, Ohrproblem hat, ist Fengchi xue wichtig für den Kopf und das Gesicht.

2.2. SI 12 Bing feng xue

Diese Punkte befinden sich in der Mitte des Schulterblattes, auf diese Punkte sollen Sie ca. 5 Minuten drücken und massieren.

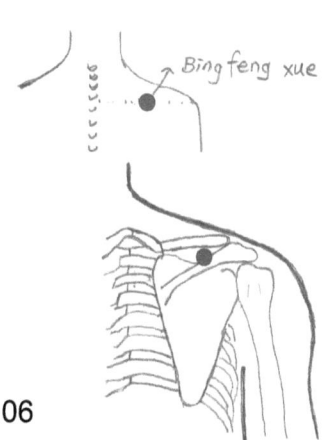

Bing feng xue

Bild 05

Bild 06

2.3. TE 16 Tian you xue

Diese Punkte sind schwer zu finden, sie sind auf der hinteren, unteren Vertiefung des Warzenfortsatzes.
Diese Punkte sollen ca. 3 Minuten gedrückt oder massiert werden.

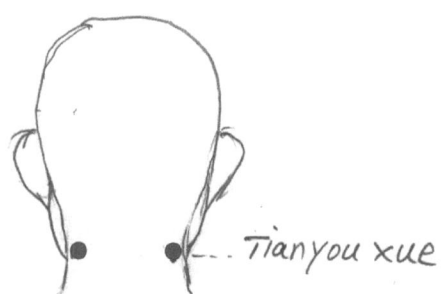

Bild 07

2.4. GB 21 Jian jing xue

Diese Punkte befinden sich in der Mitte des Kapuzenmuskels.
In der Mitte zwischen der Mittellinie und dem Akromion.
Zuerst 5 Sekunden drücken, dann nach einer Pause von ca. 3 Sekunden wiederholen.

Achtung: Bei Hochblutdruck sowie Schwangerschaft sollen diese Punkte NICHT massiert werden.

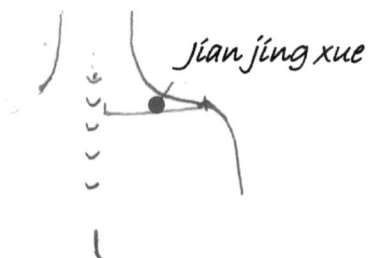

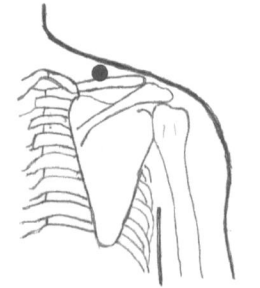

Bild 08

Bild 09

2.5. DI 11 Qu chi xue

Am Ende der lateralen Beugefalte des Ellbogens bei rechtwinkliger Beugung des Unterarmes zuerst in Uhrzeigersinn ca. 2 Minuten massieren, dann in der Gegenrichtung ca. 2 Minuten. Diese Punkte sind geeignet für folgende Beschwerden, Schulter: Schilddrüsenvergrößerung, Magen -Darm Entzündung, Mandelentzündung, Bluthochdruck. Auf dem Höhepunkt des Beginns des Bluthochdrucks, d. h. 6 bis 10 Uhr und 15 bis 17 Uhr. Die rechte Handfläche ausgebreitet, der linke Arm ist leicht gebeugt und die linke Hand der Qu chi-Spitze wird mit der rechten Handfläche geklopft. Mehrmals wiederholen, um den Blutdruck konstant zu halten.

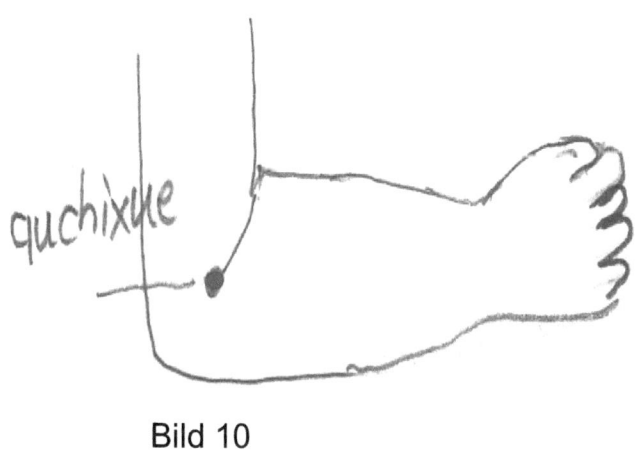

Bild 10

Achtung: Schwangere sollen NICHT diese Stelle massieren.

2.6. SJ 5 Wai guan xue

Vom Handgelenk zurück, drei Finger breit, genau in der Mitte ist der Punkt Waiguan. Wai heißt Außen, guan heißt Kontrollpunkt. Wai guan-Punkt ist für Erkältungen, Fieber, Migräne, rote Augen und Schwellungen, Tinnitus, Taubheit, Nasenausfluss, Zahnschmerzen, bukkale Schmerzen, steifer Nacken; akute Krämpfe, Schlaflosigkeit; Husten; Bauchschmerzen, Verstopfung, Darmfistel; Oberkörperschmerzen, Zittern der Hände, fünf Fingerschmerz, wenn man keine Dinge halten kann, usw.

Drücken Sie den äußeren Rand des linken Daumens etwa 1 Minute lang, drücken Sie ihn dann 1 Minute im Uhrzeigersinn. Hand und Handgelenke fühlt sich unwohl und schmerzen.

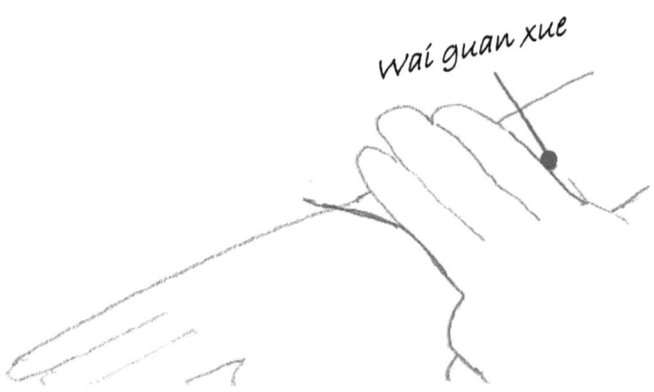

Bild 11

11

3. Trockene Augen

3.1. SJ 2 Ye men xue

Ye, heißt Flüssigkeit, men ist Eingang, das heißt, wenn diese Punkte massiert werden, werden die Augen nicht mehr trocken.

Diese Punkte findet man an den Ringfingern, zum Rand zwischen Ringfinger und kleinem Finger.

Unter dem Kortex massiert man ca. 3 bis 5 Minuten, dieses kann z. B. in der Mittagspause durchgeführt werden.

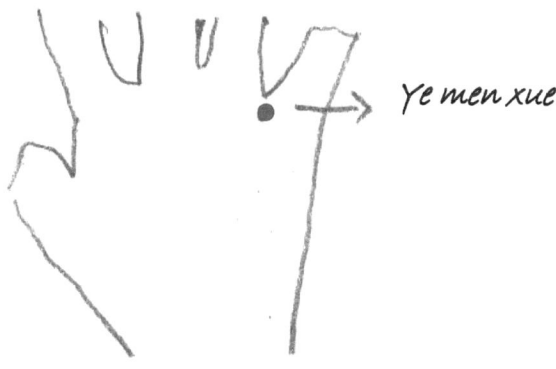

Ye men xue

Bild 12

3.2.   BL 1 Jing ming xue

Das heißt gute Augen. Diese Punkte liegen in den inneren Augenwinkeln, wo konkav ist. Wenn Sie diese Punkte massieren, sollten Sie die Augen schließen, die Hände

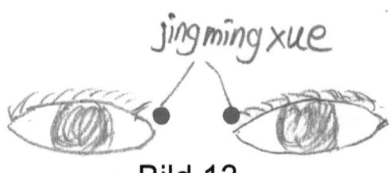

Bild 13

zu Fäusten ballen und mit den Daumen auf die Akupressur-Punkte sanft drücken und diese 1 Minute lang schmerzfrei halten, 10 Sekunden entspannen, dann wieder drücken und das 3- bis 5-mal wiederholen.
Wenn die Augen trocken sind, kann dies die Augenbeschwerden lindern.

3.3.   LI 20 Ying xiang xue

Den seitlichen Nasenflügelrand mit beiden Mittelfingern auf diese Punkte drücken, 2 Mal, jedes Mal dauert 2 Minuten, diese Punkte sind geeignet für Nasenentzündung, (wenn die Nase entzündet, oder verstopft ist, kann man täglich 50 bis 100 Mal diese Punkte massieren, jedes Mal 1 bis 3 Minuten. Es können noch andere zwei Punkte Fengchi xue und Yingtang xue hinzugenommen werden)

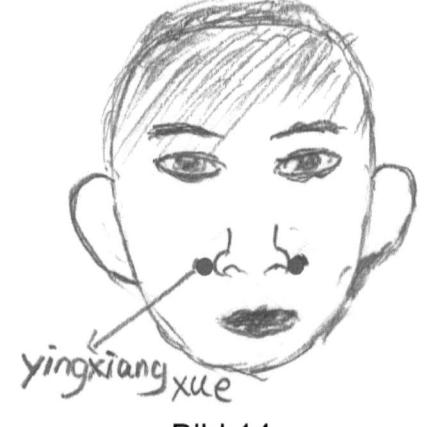

Bild 14

4. Rückenschmerzen

4.1. SI 19 Jian zhen xue

Diese Punkte sind oben in der Falte der Achselhöhlen, zwei-Finger-Breite. Man kann mit Finger oder mit Massagestäbchen drücken. Jeder Druck dauert ein paar Sekunden, täglich 100 Mal. Diese Punkte sind nicht nur für die Schultergelenke gut, sondern können auch einen klaren Geist und bessere Ohrengesundheit geben.

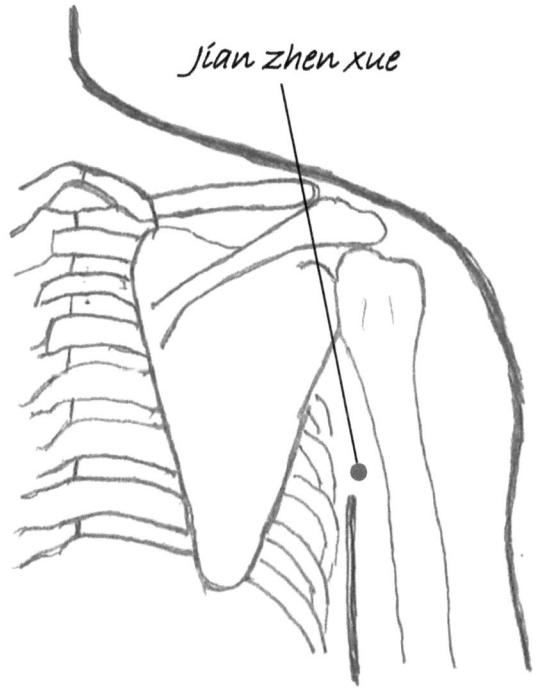

Bild 15

4.2. BL 40 Wei zhong xue

Diese Punkte sind nicht nur für den Rücken wichtig, sondern für Niere, Blase und Nase. Diese Punkte kann man drücken, klopfen und massieren.
Drücken Sie mit dem Daumen und der Kraft wobei das etwas schmerzen kann die Kniekehle in der Mitte beidseits. Der Druck kann 10 bis 20 Mal ausgeführt werden.

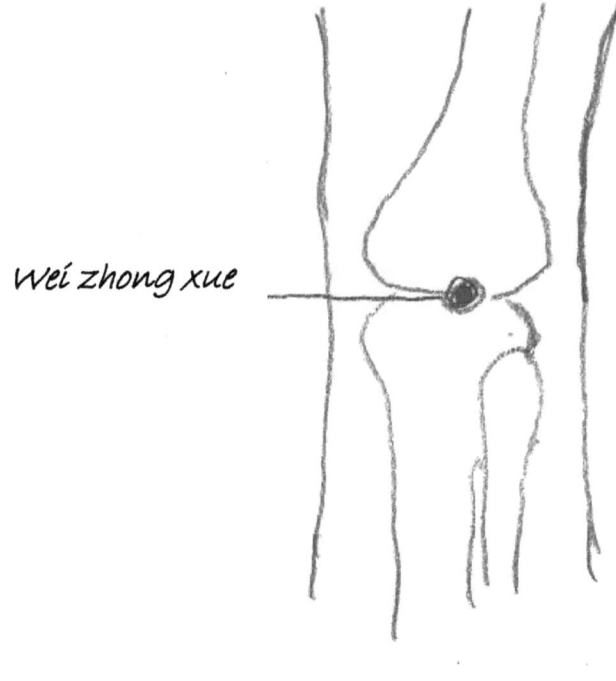

Bild 16

Achtung: Schwangere sollen NICHT diese Stelle massieren.

5. Nachweise

	Punkt		Quelle
2.1.	GB 20	Feng chi xue	Zeitschrift 生活健康 (Gesundheit Leben) 2017-11-15 China Inhalt aus dem chinesischem übersetzt
2.2.	SI 12	Bing feng xue	Handy App 穴位密码 (Akupressur Kenntnis) aus dem chinesischem übersetzt. Tagesblatt 2018
2.3.	TE 16	Tian you xue	Handy App 穴位密码 (Akupressur Kenntnis) aus dem chinesischem übersetzt. Tagesblatt 2018
2.4.	GB 21	Jian jing xue	Handy App 穴位密码 (Akupressur Kenntnis) aus dem chinesischem übersetzt. Tagesblatt 2019
2.5.	DI 11	Qu Chi xue	Handy App 穴位密码 (Akupressur Kenntnis) aus dem chinesischem übersetzt. Tagesblatt 2019
2.6.	SJ 5	Wai guan xue	Handy App 穴位密码 (Akupressur Kenntnis) aus dem chinesischem übersetzt. Tagesblatt 2020

	Punkt		Quelle
3.1.	SJ 2	Ye men xue	Buch 经络穴位按摩速查全书 (Akupressur Massage) aus dem chinesisch übersetzt 2019
3.2.	BL 1	Jing ming xue	Buch 经络穴位按摩速查全书 (Akupressur Massage) aus dem chinesisch übersetzt 2019
3.3.	LI 20	Ying xiang xue	Buch 经络穴位按摩速查全书 (Akupressur Massage) aus dem chinesisch übersetzt 2019
4.1.	SI 19	Jian zhen xue	Buch 经络穴位按摩速查全书 (Akupressur Massage) aus dem chinesisch übersetzt 2019
4.2.	BL 40	Wei zhong xue	Buch 经络穴位按摩速查全书 (Akupressur Massage) aus dem chinesisch übersetzt 2019

6. Bilderverzeichnis

Bild 01	Cover	2019 Bremerhaven Eigene Aufnahme
Bild 02	Gesund- heit	2019 Bremerhaven Selbst erstellt und abfotografiert
Bild 03	Hand	2019 Bremerhaven Eigene Erstellung
Bild 04	风池穴	http://www.jingluoxuewei.com/toubumianbu/9.html Nachempfunden - Eigene Darstellung
Bild 05 Bild 06	秉风穴	http://www.100md.com/index/xuewei/Bingfeng.htm Nachempfunden - Eigene Darstellung
Bild 07	天牖穴	http://www.jingluoxuewei.com/jingbujianbu/392.html Nachempfunden - Eigene Darstellung
Bild 08 Bild 09	肩井穴	http://www.jingluoxuewei.com/jingbujianbu/31.html Nachempfunden - Eigene Darstellung
Bild 10	曲池穴	http://www.jingluoxuewei.com/geboshoubu/10.html Nachempfunden - Eigene Darstellung
Bild 11	外关穴	http://www.jingluoxuewei.com/geboshoubu/483.html Nachempfunden - Eigene Darstellung
Bild 12	液门穴	http://www.jingluoxuewei.com/geboshoubu/378.html Nachempfunden - Eigene Darstellung
Bild 13	睛明穴	http://www.jingluoxuewei.com/toubumianbu/24.html Nachempfunden - Eigene Darstellung
Bild 14	迎香穴	http://www.jingluoxuewei.com/toubumianbu/95.html Nachempfunden - Eigene Darstellung
Bild 15	肩贞穴	https://www.google.com/search?q=%E8%82%A9%E8%B4%9E%E7%A9%B4&sxsrf=ALeKk0 13g9AD1Nv- X4WkS3A7cwiPiAKABQ:1614438674788&tbm=isch&source=iu&ictx=1&fir=8rNj3ILY9Y03OM %252Cfyh_NrlWL4GXyM%252C_&vet=1&usg=AI4_- kSjdA5KLJih_TBEgikXf8DRU42yvQ&sa=X&ved=2ahUKEwixluPdrlrvAhURoRQKHRIXDDkQ9 QF6BAgEEAE#imgrc=ZHPPsGX9jiRFCM Nachempfunden - Eigene Darstellung
Bild 16	委中穴	http://www.jingluoxuewei.com/tunbutuibu/52.html Nachempfunden - Eigene Darstellung

Gesundheit durch
Akupressur
für Büroangestellte

Ich möchte mit dieser Ausarbeitung zur Verbesserung der Gesundheit einen kleinen Beitrag leisten. Hierbei werden die Beschwerden „Nackenschmerzen, trockene Augen und Rückenschmerzen" mittels Akupressur behandelt. Die Beschreibung ist einfach verständlich und einfach anzuwenden.

BEI GRIN MACHT SICH IHR WISSEN BEZAHLT

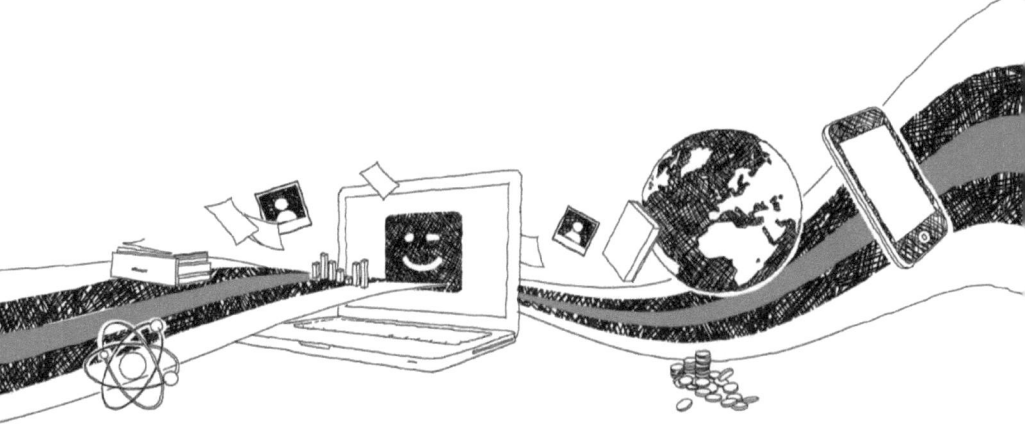

- Wir veröffentlichen Ihre Hausarbeit, Bachelor- und Masterarbeit

- Ihr eigenes eBook und Buch - weltweit in allen wichtigen Shops

- Verdienen Sie an jedem Verkauf

Jetzt bei www.GRIN.com hochladen und kostenlos publizieren

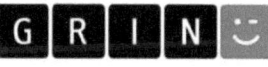